AF250551

Extrait des Annales des Conducteurs des ponts et chaussées,
(Numéro de février 1860.)

DE LA NOCUITÉ OU DE L'INNOCUITÉ

DES

ÉTABLISSEMENTS OU L'ON FABRIQUE DE LA FÉCULE DE POMME DE TERRE.

Le conseil d'hygiène et de salubrité du département des Vosges a été saisi de la question *de la nocuité ou de l'innocuité des établissements où l'on fabrique de la fécule de pomme de terre.*

Établies autrefois sans autorisation et sans que personne ait élevé de réclamations, les féculeries sont maintenant l'objet d'attaques nombreuses et variées.

Le conseil a été chargé d'étudier cette question toute neuve encore, d'apprécier le dire des usiniers et celui des opposants, de faire droit aux justes réclamations des riverains, de sauvegarder en un mot les intérêts de tous.

Il n'y avait pas jusqu'ici d'antécédents capables de permettre au conseil de se prononcer immédiatement sur des faits qui n'ont jamais été soumis à l'étude, aussi a-t-il cru devoir nommer une commission composée de trois membres chargés de visiter les usines nombreuses situées dans le rayon d'Épinal, de suivre la fabrication dans toutes ses phases, de conclure sur tous les points en traitant la question sous toutes ses faces et en appuyant ses conclusions sur des faits.

Voici l'ensemble de ce beau travail : nous citons presque textuellement.

L'on fabrique ainsi la fécule : la pomme de terre est jetée dans un appareil à lavage, de là elle descend ou est portée dans un réservoir au-dessous duquel se trouve établie une râpe puissante ; elle passe alors à l'état de pulpe ou de bouillie très-fine qui tombe sur un tamis agité d'un mouvement saccadé et arrosé d'une nombreuse quantité de petits filets d'eau.

Là, une première séparation se fait, la pulpe féculante la plus grossière arrive à l'extrémité du tamis et tombe dans un réservoir où elle est reprise pour être employée à divers usages ; la pulpe la plus ténue, au contraire, entraînée par l'eau de lavage et de déplacement, descend sur de longues tables, à peine inclinées, où elle se dépose, sous forme de sédiment ou de précipité : c'est la fécule.

L'opération est ainsi conduite pendant un, deux ou trois jours consécutifs, selon la valeur du cours d'eau et la puissance des machines. Quand ces longues tables sont suffisamment chargées, elles sont débarrassées de la fécule que l'on jette alors dans de larges cuves où on l'agite en la mêlant à une grande quantité d'eau limpide ; au bout de quelques heures, la fécule est précipilée, et l'eau de lavage d'une couleur briquetée surnage: cette eau est enlevée à l'aide d'un syphon, et la même opération est repétée plusieurs fois, jusqu'à ce que le produit manufacturé ait atteint le pureté désirable. A ce moment, la fécule est reprise une seconde fois à la pelle, sous forme de grosses mottes, et portée des claies au séchoir à l'air libre, où commence sa dessiccation.

La première opération faite la fécule se fendille ou est brisée, et on la porte en cet état, soit à l'étuve, soit au séchoir à l'air chaud.

Au bout de vingt à quarante heures, la fécule, réduite à l'état de grumeaux, est parfaitement sèche et blanche, et livrée ainsi au commerce.

On comprend que si les choses se passaient toujours ainsi, l'industrie de la féculerie ne soulèverait aucune réclamation, tout au plus pourrait-on se préoccuper des conditions hygiéniques dans lesquelles se trouve l'ouvrier obligé de passer la moitié de sa journée au séchoir, dans une température constamment voisine de soixante degrés centigrades. Disons tout de suite que cet état, qui paraît anormal, n'a jamais cependant été cause jusqu'à présent d'accidents quelconques chez ces ouvriers.

Mais les eaux sédimenteuses qui sortent des féculeries et qui vont se déposer au loin dans les prés, les canaux et les étangs, les détritus pulpeux, accumulés aux abords de l'usine et abandonnés à l'air libre pendant plusieurs mois ont fourni matière à des accusations graves, dont il importe de justifier la valeur.

Afin de n'avoir plus à revenir sur cette question, la commission qui a été nommée pour l'étudier, pénétrée du sentiment de responsabilité qui lui incombait, a voulu faire toutes les études possibles, signaler le danger et indiquer le moyen d'y parer.

En conséquence, elle s'est posé différentes questions et a été en chercher la solution dans les nombreuses usines établies près d'Epinal, dans un rayon de 15 à 20 kilomètres.

1re QUESTION.

Les féculeries présentent-elles des dangers pour les ouvriers employés dans l'usine?

La commission déclare qu'aucun ouvrier des nombreuses féculeries qu'elle a visitées n'a été atteint de maladies communes ou spéciales, et que les allégations faites à ce sujet sont sans aucune espèce de fondement.

Un seul féculier lui a dit que l'ouvrier qui, dans son usine, surveillait le travail de la râpe, était pris tous les ans au début de la campagne d'un sentiment de malaise qui persistait ordinairement pendant tout le temps de la première semaine sans qu'il fût néanmoins obligé d'interrompre son travail.

La commission a interrogé partout les contre-maîtres, les ouvriers et les manœuvres, en ayant l'air d'être poussée seulement par un simple sentiment de curiosité, et partout la réponse a été la même.

Il lui a paru même que le travail varié et jusqu'à un certain point intelligent, demandé au féculier, le mettait dans des conditions de santé bien supérieures à celles de la plupart des autres industries.

2ᵉ QUESTION.

L'eau qui s'échappe d'une féculerie, qui a servi au lavage et à tous les besoins de la fabrication, peut-elle, en laissant déposer au bout de quelques jours ou de quelques mois, soit aux abords de l'usine, soit au loin dans les canaux, les matières qu'elle tient en suspension, produire, en se décomposant, des miasmes dangereux pour les habitants des maisons voisines?

Pour répondre à cette question, la commission a étudié l'état sanitaire de huit usines, elle a étudié également l'état sanitaire des vallées voisines, l'état sanitaire des habitations situées en amont et en aval, et elle est arrivée à ce résultat, c'est que : *Les féculeries n'exercent aucune influence fâcheuse sur la santé des voisins ; elles ne donnent naissance à aucune maladie spéciale nouvelle et n'aggravent point les maladies endémiques au pays.*

3ᵉ QUESTION.

L'eau qui s'échappe d'une féculerie peut-elle servir à abreuver les animaux domestiques ou présente-t-elle des dangers pour leur santé?

Tous les animaux domestiques boivent de préférence les eaux chargées de principes étrangers aux eaux les plus limpides et les plus pures ; non-seulement on a fait boire aux animaux les eaux qui ont servi au lavage de la fécule, mais on les a encore nourris avec les pulpes fraîches et les pulpes fermentées, résidu de la fabrication, et l'on a pu ainsi, à l'aide de précautions fort simples, obtenir une alimentation riche et rapide, et fournir à la boucherie des produits d'excellente qualité.

4ᵉ QUESTION.

L'eau qui sort d'une féculerie peut-elle nuire aux poissons et aux autres habitants des étangs et des canaux, soit comme multiplica-tion, soit comme accroissement?

Les expériences et les observations de M. Parent-Duchâtelet ne laissent aucun doute sur l'innocuité des eaux chargées de principes féculants pour les habitants des étangs et des canaux.

A l'appui de l'opinion scientifique, Parent-Duchâtelet apporte l'opinion de plusieurs marchands de poissons en gros qui s'ac-cordent à reconnaître que les eaux en question ne nuisent ni à l'accroissement ni à la multiplication du poisson.

Néanmoins la commission estime que le conseil ne peut encore se prononcer sur ce point. Il est probable que certaines espèces, notamment les truites, s'accommodent mal de la présence de la fécule dans les eaux qu'elles habitent ; quoi qu'il en soit, la commission sait de source certaine que certains étangs que l'on prétend dépeuplés sont au contraire exceptionnellement riches, mais la commission croit qu'il faut en appeler à l'expérience avant de se prononcer sur ce point.

Tout le monde sait que la richesse des ruisseaux, des rivières et des étangs est très-variable, il serait donc injuste et maladroit d'attribuer à la fécule une puissance de production ou de léthalité quelconque.

5e QUESTION.

L'eau des féculeries est-elle utile ou nuisible aux terrains situés en aval, notamment aux prairies qu'elle arrose?

Chacun s'accorde à reconnaître que les eaux féculantes transforment rapidement les terrains sans valeur en prairies productives ; c'est au point que certaines propriétés ont doublé et triplé de valeur quand elles ont pu être arrosées pendant deux ou trois ans par les eaux féculantes d'une féculerie.

Mais ici la question est très-complexe ; sur les terres sans valeur, les eaux, très-chargées de principes féculants, exercent une action fertilisante énorme ; sur les terrains d'une valeur productive moyenne, les eaux féculantes ont des actions diverses.

Il paraît démontré que le premier effet est de détruire les joncs abondants des terres marécageuses, mais en même temps elles donneraient à la végétation une impulsion tellement puissante qu'elles transformeraient les herbes fines en fourrages mous et dépourvus de leur saveur habituelle.

On a dit aussi que les eaux des féculeries, excellentes pour transformer un mauvais pré en pré de première qualité, seraient nuisibles au bout de plusieurs années, et qu'alors elles *pourrissaient* le terrain.

La commission a dû, à cause de son incompétence en pareille matière, recourir aux lumières des hommes pratiques ; elle a donc à plusieurs reprises parcouru les prairies désignées ; elle a fait faucher dans beaucoup d'endroits une certaine quantité de foin ; elle a examiné avec attention, questionné minutieusement les personnes qui l'aidaient de leur expérience, examiné l'herbe et le terrain qui l'avait produite et livré ces différentes coupes aux bœufs, dont c'est l'alimentation habituelle.

Eh bien! les animaux domestiques mangent ce fourrage avec avidité ; la commission a constaté qu'ils sont forts et gras, qu'ils ont l'œil brillant et le poil lustré, qu'ils présentent, en un mot, toutes les apparences d'une santé parfaite.

Le sol sur lequel ces coupes ont été faites n'est point pourri comme on le prétendait, ce qui devait être admis avant tout

examen, puisqu'on ne peut comprendre une végétation luxu-
riante sur des racines à l'état de décomposition.

Tout à côté de ces premières coupes, sur des terrains qui
n'étaient pas arrosés par les eaux de la féculerie, la commission
a pu constater que la végétation est plus rare, plus rustique, et
que les joncs se mêlent aux graminées en proportion beaucoup
plus forte.

Aussi il a paru à la commission que la végétation produite par
les arrosages féculants est d'une nature différente que celle due
aux eaux pures. Elle est plus touffue, plus grande, plus riche,
plus abondante et demande un soin de récolte différent.

6ᵉ QUESTION.

*L'eau des féculeries charrie-t-elle des détritus capables d'enva-
ser les canaux, retenues d'eau et étangs situés en aval?*

Le fait paraît incontestable, mais il ne faut l'accepter que sous
toutes réserves.

Si les féculeries jetaient dans leurs canaux, comme cela se
faisait autrefois, tous les débris de la première fabrication, il est
certain que dans un temps très-court toutes les retenues d'eau
seraient envasées et que ce fait nécessiterait des travaux de curage très-dispendieux ; les choses ne se passent plus ainsi : le
féculier qui ne pratiquerait que la première opération ne pourrait soutenir pendant deux ans la concurrence que lui font ses
confrères.

Aujourd'hui, les eaux de lavage n'entraînent plus que fort peu
de débris de végétaux, et l'on peut prévoir, dans un très-prochain
avenir, le moment où les eaux des féculeries sortiront pour ainsi
dire filtrées de l'usine.

7ᵉ QUESTION.

*Les débris de la première fabrication déposés pendant l'hiver
aux abords de l'usine et soumis au printemps à une seconde ma-
nipulation, subissent-ils une décomposition capable de produire
des miasmes dangereux pour la santé publique?*

Ce point capital demande un second exposé analogue à celui
qui a été fait quand on a traité la question de la fabrication de la
fécule première.

On a dit que la portion de la pulpe de pomme de terre qui
sortait après le premier tamisage était déposée aux environs de
l'usine. Ces débris, qui s'accumulent pendant toute la saison
d'hiver, finissent par constituer une masse considérable aban-
donnée à l'air libre.

Aux premières approches du printemps, cette masse, qui est
quelquefois énorme, entre en fermentation.

Le fait dominant est la fermentation acide, qui produit une
odeur fade, aigrelette, tout à fait caractéristique ; en général par

un temps calme, quelle que soit l'élévation de la température, cette odeur, que les ouvriers ne sentent plus, ne s'étend que dans un rayon très-restreint, par les vents de l'ouest et du sud ; elle peut aller jusqu'à cent mètres environ, est désagréable, mais c'est tout.

Elle constitue donc pour les voisins une incommodité, mais non un danger.

La commission s'est assurée que le phénomène frappant pour les sens, c'est-à-dire la mauvaise odeur dégagée par la fermentation, se passe entièrement à la partie supérieure de la masse humide.

Quand du mois de mars au mois de juin, époque où la fabrication est entièrement terminée, on s'approche de cette masse de débris, ou remarque que la croûte superficielle, desséchée dans une épaisseur très-minime, n'a plus d'autre odeur que celle du son, que la masse inférieure, la masse humide a une odeur analogue, mais que la portion intermédiaire, c'est-à-dire celle qui est en train d'abandonner ses éléments aqueux, est celle qui répand cette odeur désagréable dont nous avons parlé.

On a cherché à utiliser avantageusement ces produits embarrassants, et pour ce faire on a employé différents moyens.

Le premier consiste à enfermer une notable quantité de pulpes dans un sac de grosse toile et à les soumettre lentement à l'action d'une presse puissante ; l'eau s'échappe alors par les mailles du tissu, la pulpe est réduite à l'état de galette que les animaux domestiques mangent avec avidité.

Le second consiste à pressurer plus énergiquement encore la pulpe, à la condenser dans un moule, et à la faire sécher au soleil pour être utilisée plus tard comme moyen de chauffage.

Le troisième consiste à faire alterner la pulpe avec le fumier par couches successives, afin de l'utiliser comme engrais.

Enfin, on a trouvé le moyen de retirer de ces débris, par la méthode combinée de la presse et de l'évaporation au séchoir, différents produits féculants·et une matière analogue au son, laquelle ne contient plus de fécule.

8ᵉ QUESTION.

Les débris sortant des féculeries et déposés dans les étangs et les canaux produisent-ils une sorte de végétation dont l'aspect est repoussant et la présence dangereuse?

On a donné une grande importance à cette question. La commission a vu, en effet, de ces végétations d'un gris jaunâtre accrochées aux herbes aquatiques et dont la longueur peut atteindre 10 ou 20 centimètres ; mais elle n'est pas édifiée sur la nature de ces espèces de moisissures dont les analogues se retrouvent sur toutes les matières animales ou végétales déposées sous l'eau à l'état cadavérique. Pour établir qu'elles sont dangereuses pour l'homme ou pour les animaux, il faut donc qu'un fait vienne révéler leur valeur.

9ᵉ QUESTION.

Les petites féculeries à bras établies dans les fermes sont-elles nuisibles ?

Il n'y a pas lieu de s'arrêter à cette question, puisqu'il n'y a pas de fermentation possible, car les fermiers ne font marcher ces instruments qu'au fur et à mesure des besoins des bestiaux, pour pouvoir leur donner immédiatement les pulpes résultant de la fabrication.

En résumé, la commission pense que les féculeries peuvent être des établissements incommodes dans un certain rayon, mais qu'ils ne sont point dangereux. Elle pense que l'incommodité dont la féculerie est la source est une raison directe de l'incurie du fabricant. Elle pense que les progrès de l'industrie par leur marche seule ne tarderont pas à faire disparaître les inconvénients attachés encore à cette fabrication. Enfin, elle pense qu'en présence des immenses avantages que cette industrie procure, elle a droit à la protection des esprits éclairés.

Maintenant, quel moyen employer pour amoindrir le mal et couper court à tous les procès? Ce moyen paraît simple à la commission, parce qu'elle a vu de ses yeux la réalisation dans l'usine modèle créée et dirigée par M. Kœchlin à Thaon (Vosges).

Ce moyen consiste à demander aux féculiers l'établissement de plusieurs fosses profondes disposées les unes au bout des autres et capables de contenir tous les résidus de la fabrication que l'on ne pourrait utiliser à l'état frais, soit pour l'alimentation des animaux domestiques, soit pour la fabrication de l'engrais. Ces débris seraient continuellement noyés sous une couche d'eau qui, en empêchant la fermentation, empêcherait la mauvaise odeur de se produire.

Au printemps, à l'époque de la seconde fermentation, cette pulpe serait retirée des fosses par petites quantités, la fermentation n'aurait plus lieu qu'au moment demandé et selon les besoins du travail du jour.

Ce procédé détruira presque entièrement la mauvaise odeur. En outre, l'eau de la fabrication ne rendra plus au riverain situé en aval que des eaux filtrées, et au lieu d'essuyer des récriminations, il verra bientôt ses anciens opposants venir lui demander comme faveur spéciale de laisser s'écouler sur leurs prés un peu de cette eau féculante qu'il est de mode aujourd'hui de trouver dangereuse et qui est pourtant une source de richesse incontestable.

Tel est le résultat des recherches de la commission.

Le conseil d'hygiène et de salubrité du département des Vosges les a sanctionnées en ces termes.

D'après ce que le conseil a entendu sur les féculeries en général, il croit que l'autorisation demandée pour établir une fé-

culerie peut être accordée en prescrivant de faire les fosses né-
cessaires, de telle sorte qu'aucune espèce de résidu ne soit aban-
donné à l'air libre, et de manière aussi à rendre aux propriétés
situées en aval de la féculerie de l'eau dépouillée de toute sub-
stance corticale ou féculante.

Épinal, 22 décembre 1859.

Le conducteur des ponts et chaussées,
CLAUDEL.

C'est en suite de cette décision que tous les arrêtés préfecto-
raux sont pris dans le département des Vosges. Voici le texte de
l'un d'eux; tous les autres sont les mêmes, quant aux articles
généraux.

PRÉFECTURE DU DÉPARTEMENT DES VOSGES.

Féculeries. — Commune de Granges. — Le sieur Lecomte. — Autorisation.

Nous, préfet des Vosges, chevalier de la Légion d'honneur, etc.;
Vu la pétition, en date du 10 mars 1859, par laquelle le sieur Lecomte
(Jean-Baptiste), domicilié à Granges, sollicite l'autorisation de construire
une féculerie près du moulin communal établi sur le ruisseau des Voids,
territoire de Granges;
Vu les pièces de l'instruction régulière, à laquelle l'affaire a été sou-
mise, conformément aux circulaires des 19 thermidor an VI, 16 novembre
1834 et 23 octobre 1851;
Vu les procès-verbaux des enquêtes auxquelles il a été procédé;
Vu le procès-verbal de visite des lieux et les rapports dressés par les
ingénieurs des ponts et chaussées, les 30 avril, 4 et 18 mai 1859;
Le plan des lieux et les profils y annexés;
Vu les lois des 20 août 1790, 6 octobre 1791 et l'arrêté du gouverne-
ment du 19 ventôse an VI;
Vu le décret du 15 octobre 1810, et les ordonnances des 14 janvier 1815
et 9 février 1825;
Vu le décret du 25 mars 1852;
Arrêtons :
Art. 1er. Le sieur Lecomte est autorisé à établir une féculerie alimentée
par les eaux du canal du moulin des Voids.
Art. 2. Le permissionnaire ne modifiera en rien les ouvrages en lit de
rivière servant à la dérivation des eaux.
Art. 3. Le permissionnaire devra rendre les eaux à leur cours naturel,
à un degré de pureté tel qu'elles ne puissent porter préjudice à aucun
usage inférieur.
A cet effet, les eaux ayant servi au lavage des tubercules et à la séparation de la fécule seront reçues séparément dans deux fosses d'épuration
maçonnées et étanches, ayant chacune au moins 4 mètres de largeur,
6 mètres de longueur et 1m20 de profondeur au-dessous du déversoir de
décharge. Le déversoir sera percé dans la paroi opposée au conduit d'a-
menée et arasé à 10 centimètres au moins en contre-haut du dessus de ce
conduit, qui débouchera ainsi à couvert sous une nappe d'eau de 10 centimètres au moins. Les deux orifices seront placés près des angles opposés
de la fosse, de manière que leurs axes ne se confondent pas.

Les fosses seront curées toutes les fois que le dépôt s'élèvera à 30 centimètres en contre-bas du seuil des déversoirs.

Pour opérer le curage, on arrêtera la marche de l'usine et on fera écouler l'eau située au-dessus du dépôt boueux au moyen d'un syphon, de manière à ne pas remuer les matières déposées.

Les produits des curages, ainsi que les résidus de toute sorte de la féculerie, devront être enfouis au fur et à mesure et bien recouverts de terre, ou immergés d'une manière constante dans des fosses isolées et à l'abri des inondations, ou transportés assez loin de toute habitation pour n'incommoder personne.

Art. 4. Le séchoir devra être isolé, de manière à prévenir le danger des incendies pour les maisons voisines.

Art. 5. Les droits des tiers sont et demeurent expressément réservés.

Art. 6. Le permissionnaire sera tenu de se conformer à tous les règlements intervenus ou à intervenir sur la police, le mode de distribution et le partage des eaux, ainsi qu'à toutes les mesures qui pourront être ordonnées ultérieurement par l'administration pour sauvegarder les intérêts des tiers ; et il se pourvoira, s'il y a lieu, d'une autorisation spéciale, au point de vue de la distance prohibée des forêts.

Art. 7. Il ne pourra prétendre à aucune indemnité ni dédommagement quelconques si, à quelque époque que ce soit, pour l'exécution de travaux dont l'utilité publique aura été légalement constatée, l'administration reconnaît nécessaire de prendre des dispositions qui le privent, d'une manière temporaire ou définitive, de tout ou partie des avantages résultant de la présente permission, tous droits antérieurs réservés.

Art. 8. Expéditions du présent arrêté seront adressées à M. le sous-préfet de Saint-Dié et à M. l'ingénieur en chef des ponts et chaussées, chargés, chacun en ce qui le concerne, d'en assurer l'exécution.

Epinal, le 5 janvier 1860.

Pour le préfet des Vosges empêché :

Le conseiller de préfecture, secrétaire général délégué,

Signé DE NÉRI DU ROZET.

Paris, imp. de Paul Dupont, rue de Grenelle-St-Honoré, 45 (20